安军明话中风

安军明　主编

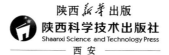

陕西新华出版

陕西科学技术出版社

Shaanxi Science and Technology Press

西安

图书在版编目（CIP）数据

安军明话中风 / 安军明主编. — 西安：陕西科学技术
出版社，2023.9

ISBN 978 - 7 - 5369 - 8500 - 1

Ⅰ. ①安… Ⅱ. ①安… Ⅲ. ①中风 - 防治 Ⅳ. ①R743.3

中国版本图书馆 CIP 数据核字（2022）第 115930 号

安军明话中风

AN JUNMING HUA ZHONGFENG

安军明　主编

责任编辑	耿　奕	
封面设计	蒲梦雅	

出 版 者　陕西科学技术出版社
　　　　　西安市曲江新区登高路 1388 号陕西新华出版传媒产业大厦 B 座
　　　　　电话（029）81205187　传真（029）81205155　邮编 710061
　　　　　http：//www．snstp．com

发 行 者　陕西科学技术出版社
　　　　　电话（029）81205180　81206809

印　　刷　陕西金和印务有限公司

规　　格　787mm×1092mm　16 开本

印　　张　3.5

字　　数　36 千字

版　　次　2023 年 9 月第 1 版
　　　　　2023 年 9 月第 1 次印刷

书　　号　ISBN 978 - 7 - 5369 - 8500 - 1

定　　价　38.00 元

安军明简介

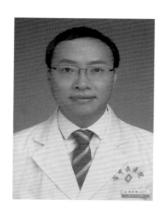

安军明，主任医师，陕西中医药大学硕士研究生导师。现任西安市中医医院针灸推拿康复科主任，兼任中国针灸学会理事，陕西省针灸学会针药结合专委会主任委员，陕西省康复医学会理事，西安市针灸学会会长，陕西省及西安市医学重点专科学科带头人，第五批全国老中医药专家学术经验继承工作继承人。曾荣获全国中医药文化建设先进个人、陕西省中医药科技先进个人、西安市学术技术带头人培养人、西安市优秀科技志愿者、西安市科协先进学会工作者、西安市医德标兵、西安市劳动模范、西安高端创新人才、西安之星、西安工匠、西安市最美医生等荣誉称号。从事针灸康复临床与科研工作26年，在针灸临床诊治中积累了丰富的经验。主持、参与国家级省级市级课题66项，已发表学术论文170篇，SCI收录论文4篇，编写出版专著13部。研究成果荣获省部级科技进步奖8项，市级科技进步奖6项。主要研究方向：针灸治疗老年病、周围神经病、中风康复。

《安军明话中风》编委会

主　编　安军明

副主编　安　琪　杨晓波

编　委　王　璞　张　鼎　张小英　尚芬芬
　　　　李彦娇　李广一　马阿利　乔雪奇
　　　　余芳芳　张　乐　关　茹　张民英

「序　一」

中风居中医"风劳臌膈"四大症之首，历来就是极为难治的疾病。其难治不仅仅体现在发病之凶险，更在于后续的种种功能障碍难以恢复。随着现代社会的发展，中风的发病率呈上升趋势，因目前医疗、康复资源匮乏，患者的大多数功能难以得到较好的恢复，不仅给患者的生活带来极大不便，也让家庭和社会承担了巨大的负担。

然而面对中风，我们并不是手足无措。上工治未病，日常的预防、对身体的调摄要贯彻始终，监测血压、调节情绪、注意饮食、改善生活习惯都是可以做的。疾病发生后，患者和家属仍然可以做很多事，来避免功能障碍的进一步加重，积极促进各项功能的恢复，以期达到最佳的康复效果。这也就是本书的主题——正视中风，可防可治。

中风的康复需要患者、医生、护士、康复治疗师、家属、护工以及社会共同的努力，然而很多患者及家属存在认识上的误区，认为有病只要去医院了就行，这样的认识会对后续的功能恢复产生不利影响。阅读本书，可以让患者和家属认识到中风是什么样的疾病，清楚自己当前的情况，明白自己目前需要做的事。

本书从中风的发病机理、中风的危险因素、中风先兆讲起，带领读者了解中风，在生活中积极预防及避免中风的发生，在早期就识别出中风。这有助于疾病早发现、早治疗，减少中风对大脑神经功能的损伤。对中风常用诊断方法和常用药物浅显易懂的讲解，有助于患者及家属在院期间与医生积极配合。中风的常用康复治疗，是中风功能恢复的重要手段，这些不仅仅是医生及治疗师的责任，更需要患者主动参与。本书还详述了中风的各种并发症及康复注意事项，这更是在日常生活中，患者康复及其家属照护中需要注意的地方。

希望本书的出版，能够指导家属、陪护的日常照护，真正帮助到中风患者，促进中风患者康复，争取让患者早日回归家庭，回归社会！

陕西中医药大学　殷克敬

2023 年 8 月

「序　二」

　　"中风"一词在中国古文献中由来已久，古今医家对中风病的探索也从未间断过。中风病防大于治，发病之后越早治疗，疗效越好；康复治疗介入越早，功能障碍的程度越轻。小组化综合治疗，是中风病治疗与康复的发展方向，患者和家属应该主动参与到康复的进程中。

　　但是，出于对疾病发生发展过程以及预后不了解，很多时候患者和家属难以参与到疾病的康复治疗中去。面对自身的疾病手足无措，是大多数人的心理状态。有些人会消极应对，认为治病与康复都是医生的事，自己只需要安心静养就行；有些人又过于积极，在自身的功能状态还没有达到一定条件的时候，操之过急地进行锻炼；还有些人不遵医嘱，胡乱吃药进补，干扰正常的治疗。

　　因此，科普中风病临床、康复知识势在必行，这是一件困难而有意义的事。医学的专业性强，如何用简洁明了、通俗易懂的语言把复杂、枯燥的专业知识讲解出来，需要用心去完成。中国科学院院士、我国著名生理学家、中国疼痛医学创始人韩济生教授指出，医学科普是连接医生和公众的有力桥梁，是助力公众健康素养的有力抓手。本书的出版，将中风病的科普工作又向前推进了一步。它一一讲解中风病的发病、预防、诊断、用药、康复、传统中医治疗、并发症、注意事项等，读来既生动有趣，又不失专业性。

　　了解疾病、了解医学，是现代社会每个人的任务。希望本书的出版，能够为中风病患者带来切实的益处。

西安市中医医院　赵　锋

2023 年 8 月

「目　录」

第一节 中风概述

"中风"是中医学的一个病名，以猝然昏倒、不省人事，伴有半身不遂、偏身麻木、口眼歪斜、语言不利，或未昏倒而突然出现半身不遂为主要症状。由于起病急骤、来势凶猛、证候多样、病情变化迅速，像自然界的风一样"善行数变""变化莫测"，故而古代医家将其命名为"中风"。现代医学也称其为"脑卒中"或"脑血管意外"，包括出血性卒中和缺血性卒中（约占85%）2大类。出血性卒中包括脑出血、蛛网膜下腔出血，缺血性卒中包括短暂性脑缺血发作、脑血栓形成、脑栓塞、腔隙性脑梗死。该类疾病具有"四高一多"的特点，即发病率高、死亡率高、致残率高、复发率高以及并发症多，因此越来越受到人们的重视。

1. 中风的概念

中风就是脑卒中。是由于大脑里面的血管突然破裂出血，或因血管堵塞造成大脑缺血、缺氧所致的急性疾病。

2. 中风的类型

中风分为缺血性中风和出血性中风2种类型，其中缺血性中风占85%。

如果家人、亲朋好友或者路人突然感觉半身麻木、肢体无力、不能活动、说不了话，应当考虑他（她）可能中风了。这时候不要惊慌，一定要沉着冷静。先让患者平躺下来，随后拨打120，告知患者目前的状态及所在详细地址；严禁搬动或者抱着患者，否则可能增加患者头颅出血量，进一步加重病情。到了医院后，一定要配合医生的工作，千万不要由于自己的情绪干扰医生抢救。医生会安排患者进一步做头颅CT检查，用来排除患者有没有脑出血，因为脑出血和脑梗死的治疗方案是完全不一样的。在医生询问患者病情时，要全面、如实地告知医生患者有无高血压、糖尿病、心房颤动等病史。这对医生指导患者用药起着关键的作用。

3. 中风的临床表现

以下 5 个突然出现的症状，提示发生了中风。

（1）突然一侧面部、手或脚麻木或无力。

（2）突然意识模糊，言语困难或理解困难。

（3）突然 1 只眼或双眼视物模糊。

（4）突然头晕，步态不稳，失去平衡或动作不协调。

（5）突发的严重头痛，没有已知的原因。

第二节　中风的危险因素

近年来，中风已成为我国第一大致残和致死疾病，且趋于年轻化。俗话说，"人吃五谷杂粮生百病"，中风的发病并非一朝一夕的，各种致病因素长期存在，日积月累，会大大增加脑血管病发生的可能性。那么，中风常见的危险因素有哪些呢？

一、高血压

高血压是目前公认的引起中风的首要危险因素。《中国高血压防治指南（2023年版）》规定，收缩压≥140毫米汞柱和（或）舒张压≥90毫米汞柱，即为高血压。规定一公布，不少年轻人赶紧测测，结果从此也有了"一高"。

研究表明，血压高低、高血压持续时间长短与中风的发生率成正比关系。如果高血压长期得不到控制，会大大增加中风的发生概率，无明显症状的高血压病患者亦是如此。有人认为自己的血压不太高，也没有任何不适感，是药三分毒，降压药可不能天天吃。这种想法要不得。因为不规律服药导致的血压波动大、不稳定，对血管的危害更大。千万记得，降压药一定要每天服用，且终身服药。

二、心脏病

冠心病、心房纤颤、心功能不全等都是中风的危险因素。冠心病患者、缺血性中风的发生率高于无冠心病者近5倍。人体的心－脑血管本就是一个整体，当心脏循环血量减少时，脑部的血液供应也相对减少，这就增加了发生中风的危险性。另外，心脏内的栓子脱落是脑栓塞的主要原因，且容易反复发作。所以目前认为，心脏病是缺血性卒中的主要危险因素。

三、糖尿病

糖友们都知道，糖尿病本身不可怕，可怕的是它的并发症。糖尿病对健康最大的威胁来自心脑血管并发症。糖尿病可以加重动脉硬化程度，升高血液黏度，从而使中风发生的概率大大增加。而且一旦糖尿病患者中风，其恢复程度和预后明显较非糖尿病患者差。

四、高脂血症

越来越多的患者开始关注自己的血脂、胆固醇，也认识到它们的重要性。在这里提醒大家，除了甘油三酯、胆固醇，还有2个很重要的指标——低密度脂蛋白和高密度脂蛋白。低密度脂蛋白的增高和高密度脂蛋白的减少将促进胆固醇沉积，形成动脉硬化，并增加血液黏度，提高脑卒中的患病率，故降低血脂是中风防治的重要一环。

五、饮食与肥胖

高脂肪、高盐、低钙饮食对脑血管是不利的。食用过多胆固醇和脂肪酸将造成高脂血症，促进动脉硬化形成；高盐饮食能导致高血压；低钙饮食不但会造成骨质疏松的发生，也与高血压、动脉硬化有密切关系。

六、吸烟与饮酒

吸烟和二手烟暴露是心脑血管疾病最重要的可预防因素。吸烟可导致脑血管和颈部动脉损害，增加发生中风的风险。烟草中的尼古丁可导致血压升高，血液黏度增加，加重动脉硬化程度。统计学显示，吸烟者发生中风的风险是非吸烟者的1.5倍。吸烟量越大，吸烟年限越长，中风的发病及死亡风险越高。戒烟5~15年，中风发病的风险率可降至与非吸烟者相同。

长期大量饮酒也是引起中风的危险因素之一。对饮酒与中风发病相关的研究显示，中风发作的患者中，饮酒程度越重，发作时的病情越重。同时，饮酒程度越重的中风患者，合并的并发症也越多，如高血压病、糖尿病、冠心病、高脂血症等。

七、年龄

年龄与性别属于不可控的发病因素。50 岁以上的人群，年龄越大，越容易发生中风。近年来，由于社会和家庭压力大，青年与中年人群中风发病者明显增加，中风发病有年轻化的趋势。

八、遗传因素

中风发病也受遗传因素的影响，这种影响主要来自高血压、高血脂、肥胖等。对于有上述遗传倾向的人来说，及时有效地将血压、血脂、体重等指标控制在正常范围内，能够有效降低中风发病的概率。

年龄及遗传因素是中风不可控制的危险因素，减少中风的发生率，需要保持健康的生活方式，控制体重，加强身体锻炼，避免情绪波动，更需要规避可控的危险因素。

第三节　中风先兆

中风发作前身体虽然没有突出明显的变化，但还是能够发现一些反常的先兆。中风发生前常有以下先兆，一旦发现，必须立即到医院就诊，切莫延误了最佳抢救时间。

（1）眩晕明显。突然发生眩晕，感觉天旋地转，房子、家具甚至自己的躯体都在转动，头晕目眩，站立不稳，步履蹒跚，抬脚费力，甚至失去平衡摔倒在地上。这种现象为时仅有几秒钟或几分钟，很少超过10分钟，然后消失。

（2）头痛剧烈。与平日的头痛不同，即头痛突然加重或由间断性头痛变为持续性剧烈头痛。其程度比较剧烈，部位可在头的颞部、后枕部及全头部，并由间断性转为持续性，或伴有恶心、呕吐等症状。

（3）肢体麻木。突然感到一侧面部、手臂、手指头麻木，特别是无名指麻木；耳鸣，听不懂别人讲话的意思，嘴角歪斜，流口水。

（4）突然一侧肢体无力或活动不灵活，时发时停，有时还伴有讲话不清，过1~2分钟后完全恢复正常。

（5）舌根发硬。忽然感觉舌根部僵硬，舌头胀大，吞咽困难，暂时的咬字不清楚或舌头不灵活，说话不利索，查看舌头并无红肿现象。

（6）突然出现原因不明的跌跤或晕倒。

（7）精神改变。短暂的意识丧失、判断或智力障碍，个性的突然改变。

（8）出现嗜睡状态。即整天昏昏欲睡，人感到非常疲倦，觉得睡不够，就连白天也是睡意明显。

（9）突然出现一时性视物不清或自觉眼前一片黑蒙，甚至一时性突然失明，常常表现为单眼失明，1只眼睛忽然视物不清楚，或视物成双影。眼前有黑点，甚至看不见东西，在很短时间内即恢复正常。

（10）恶心、呕吐或呃逆，或血压波动并伴有头晕、眼花、耳鸣。

（11）一侧或某一肢体不由自主地抽动。

（12）鼻出血，特别是频繁性鼻出血。当血压不断升高时，已硬化变脆的鼻血管不能承受压力，可发生破裂出血。

（13）哈欠连天。打哈欠是人体的一种保护性反应，可使心脏的血液输出量加大，脑部供血、供氧充足，令人精神振奋，属于正常的生理现象。但是，中老年人尤其是心脑血管疾病患者，如无原因而出现哈欠频作，便是病态反应。

（14）经常呛咳。专家在临床工作中发现，喝水或进食过程中出现呛咳，也是发生中风的迹象。

种种中风先兆，大都在瞬间闪现，并无特异性，即还有很多其他疾病也可出现类似症状。如果有以上情况出现，既不能掉以轻心，也不要惊慌失措。应保持镇静，避免过分紧张，就地休息，与救护中心联系或去医院做系统检查。

第四节　中风病常见诊断方法

一旦病人入院，就要进行一些必要的检查，以便进一步了解病情轻重，为医生确定治疗方案提供帮助。

中风是中医病名，西医称之为脑出血和脑梗死。脑出血和脑梗死这2种病的治疗方法完全不同，尽早地检查清楚对于病人的生命安全尤为重要。可是医院检查项目那么多，病人到底应该做哪些检查呢？

1. **头颅 CT**

头颅 CT 是诊断脑出血的首选检查。此检查大约需要 15 分钟，没有痛苦。

2. **头颅 MRI**

头颅 MRI 是脑梗死患者的首选检查。但是如果患者体内安装有金属物质，禁止做此项检查。此检查大约需要30分钟，没有痛苦。

3. **颈部血管彩超**

中风属于脑血管疾病，而脑部血液由颈部血管供给，要想了解脑部供血情况，必须先了解颈部血管情况，那么就需要做颈部血管彩超。通过彩超，医生可以清楚地看到颈部血管里有没有斑块，斑块的大小、质地、是否容易脱落。此检查大约需要 45 分钟，没有痛苦。

4. **经颅多普勒超声（TCD）**

除了观察颈部的血管情况，还要看颅内的血管情况。TCD 是利用超声多普勒效应检测颅内脑底部主要动静脉血流动力学的检查，具有无创性、价格低廉、操作简单的优点。

5. **脑血管造影或脑动脉造影术**

在这个操作过程中，需要把特殊的造影剂注射入头部和颈部的血管中。血液中的造影剂在 X 线下能显示出来，通过它能看到任何堵塞血管的大小和部位。这个检查通常只有在需要做颈动脉支架等手术，或者医生从其他检查中得不到足够诊断证据时才进行。

　　6. 骨密度检查

　　在中风患者住院期间，医生会建议患者做骨密度检查，判断其是否存在骨质疏松症。如果存在，在住院过程中，患者极有可能发生各类骨折。因此，早发现，早治疗，可避免骨折的发生。

第五节　中风病人用药误区

中风大致可分为脑梗死和脑出血 2 种，是近年来比较高发的一种疾病，严重影响了患者的生活，很多患者由于得不到及时、有效的治疗而致残、致死，导致不可逆转的危害和终身的遗憾。因此，要对治疗中风的用药有所了解，避免走入治疗用药的误区。那么，中风患者的用药误区有哪些呢？

1. 坐等恢复，错失治疗良机

中风多为急性发病，主要症状有突然意识不清，甚至昏迷。如果在最短的时间内救治中风患者，那么病人脑部受到的损害将大大下降，甚至不会留下后遗症。假如发现家人突然说话不清或者半身活动无力，很可能是得了中风，应尽快拨打 120，送往医院治疗。

2. 药吃多少，跟着感觉走

有患者在治疗中风时，往往觉得症状恢复得差不多了，开始自行减量。其实无论是中药或是西药，都有血药浓度的问题，如果达不到药物发挥最大药效的血药浓度，疗效肯定会大打折扣。

3. 用药不因人而异，导致医源性疾病

有人不做任何检查，就用上了作用很强的溶栓药，结果造成颅内出血，病情不轻反重。正确的方法是：依据血压、血小板、纤维蛋白原、血管超声等检查成果，找出病因，在医务人员的指导下，选择最佳治疗计划。中风的治疗应该因人而异。

4. 用药品种，越多越好

有些中风患者或家属选药盲目追求"多"和"贵"。其实应该秉承中西药合理并用的原则：少、精、对症、固定时间吃药。可靠的中西药合理并用，2 ~ 3 种药就能改善中风发生的始动环节——动脉硬化的状况。

5. 少服几次药，没关系

这是涉及血药浓度的问题。用药减量或不规律用药，都会影响血药浓度，最终影响药效。所以建议中风患者将自己常服药物分开包装，上面注明服用日期及早、中、晚的具体时间。

6. 重药物，轻康复

目前绝大多数中风患者主要依靠药物治疗，忽略康复锻炼的重要性，应注意在平时规律服用药物治疗疾病，同时配合规律、有效的康复锻炼。

第六节　中风病人常用药物

一、西药

1. 他汀类

此药为血脂调节药，可使血胆固醇和低密度脂蛋白胆固醇水平降低，中度降低血清甘油三酯水平，增高高密度脂蛋白水平；降低非致死性心肌梗死、致死性和非致死性卒中的风险；作为中风的二级预防用药，可以防止中风疾病再次发作。该类药物相对比较安全，但临床治疗过程中，部分患者服药后肌肉酸痛、肝功异常等，这是药物的副作用，建议在医师的指导下换药。

2. 抑制血小板聚集类

本类药物为中风的二级预防药物之一，可以降低短暂性脑缺血发作（TIA）及继发脑卒中的风险，预防中风再次发作。阿司匹林肠溶片的副作用大，有胃肠道不适，如胃痛、胃胀、恶心、呕吐等，甚至胃穿孔、胃出血；皮肤黏膜下出血，如皮肤出现小疹子，斑块等。如果出现以上副反应，应立即停药。

3. 改善脑部代谢类

该类药物用于治疗颅脑损伤或脑血管意外引起的神经系统后遗症。

4. 改善认知类

本类药物主要应用于慢性脑血管病及脑外伤等引起的脑功能损害，它能改善主观症状、语言、焦虑、抑郁、记忆减退、智能下降等精神行为障碍。

5. 抗癫痫药物

该类药物用于治疗全身性癫痫，包括失神发作、肌阵挛发作、强直阵挛发作、失张力发作及混合型发作。

二、中成药

益气活血类

该类中成药在市面上非常多，主要用于气虚血滞、脉络瘀阻所致的中风中经络，半身不遂、肢体麻木、口眼歪斜、舌强语謇及胸痹心痛、胸闷、心悸、气短，脑梗死、冠心病心绞痛属上述证候者。

第七节 中风常见中医疗法

中医治疗中风有着悠久的历史，常见的疗法包括中药、针刺、艾灸、推拿、导引、中药外敷等。

一、中药治疗

中药是中医最常见的治疗手段，医生通过望、闻、问、切，了解疾病和证候之后，精心配伍不同的药物组成一个处方，来治疗疾病。下面介绍一些中医治疗中风的常用处方。

1. 安宫牛黄丸

安宫牛黄丸具有清热解毒、开窍醒神的功效。当患者出现高热、意识不清等表现时，结合舌苔脉象，可以配合中药汤剂灌服或鼻饲安宫牛黄丸。

2. 至宝丹

至宝丹和安宫牛黄丸一样，也属于"凉开三宝"之一，具有化浊开窍、清热解毒的功效。其适应证与安宫牛黄丸略有不同，更适用于有痰热的情况。如果中风患者发病时出现高热、意识不清，以及痰多的表现，可用至宝丹。结合患者具体情况，可以用不同的方剂送服。

3. 苏合香丸

苏合香丸具有芳香开窍、行气止痛的作用，可用于中风发病属于寒闭的情况。若患者表现为神昏伴见面青、身凉、苔白、脉迟，可以考虑使用苏合香丸。

4. 补阳还五汤

补阳还五汤是清代医家王清任创制的治疗中风偏瘫的名方。中风病人多有气虚的表现，如易疲劳、肢体无力、气短、声低等；又多有瘀血的存在，表现为瘫痪、肢体麻木、窜痛等。针对气虚血瘀的情况，治疗应当以补气活血为主。补阳还五汤使用大剂量的黄芪补气，配合桃仁、红花、地龙、当归等活血化瘀通络的药物，是补气活血的代表方剂。

5. 镇肝息风汤

镇肝息风汤是著名医家张锡纯为中风患者创制的方剂。中医学认为，肾的收藏功能与肝的疏泄功能彼此制约，使阳气能够正常地输布到全身。如果肝的疏泄功能太强，阳气就会过度向上升发，气血随之上冲犯脑，造成脑血管破裂，导致中风。

镇肝息风汤具有镇肝息风、滋阴潜阳的功效，适用于中风出现的头目眩晕，目胀耳鸣，脑部热痛，面色如醉，心中烦热，或时常噫气，或渐觉肢体不利，口眼逐渐㖞斜；甚或眩晕颠仆，昏不知人，移时始醒，或醒后不能复原，脉弦长有力等表现者。

除了上面列举的处方之外，中医还有很多治疗中风的处方，患者需要在执业医师的指导下才能使用。

二、针刺

针刺与中药汤剂一样，是中医最常用的治疗手段。不同于药物通过肠胃道吸收来发挥作用，针刺等中医外治的手段，通过对体表进行刺激来防治疾病。

1. 针刺的功效

针刺可以调节脏腑、经络的功能。患者处于亚健康的时候，其脏腑、经络已经出现了问题，气血、阴阳已经失衡，当突然出现某些诱因，比如生气、劳累、气候变化时，就会引起中风的发作。针刺通过刺激经络，可以改善脏腑、经络功能，调节气血、阴阳平衡，对高血压、糖尿病等中风危险因素有积极的治疗作用。因此，针刺是可以预防中风的。

2. 针刺的应用

针刺除了可以预防中风之外，在中风急性期，可以促进患者意识的恢复；在中风恢复期，可以促进肢体恢复，改善患者的运动功能，提高患者日常生活活动能力。此外，对于中风后出现的二便障碍、情绪障碍、睡眠障碍等症状，都可以考虑针刺治疗。针刺在中风的各个阶段都有积极的作用，选择正规、可靠的针刺方法，可以更好地促进中风患者康复。

3. 治疗中风的特色针法

针刺除了传统的在肢体上扎针外，还有许多特色针法可以用来治疗中风，比如头针、项针、舌下针、腹针、电针等。

（1）头针。也叫头皮针，是一种通过在头部针刺治疗疾病的方法。头针可以治疗各种疾病，但是在神经系统疾病患者中运用最多，治疗中风偏瘫疗效显著，对中风患者的运动、感觉、平衡、协调、言语、情感等功能都有较好的治疗作用。

（2）项针。项针发展自传统针灸，一共有 15 个穴位，全部在后颈部。其中有名字的穴位有 3 个，分别是哑门、风府和下脑户。此外还有 12 个没有命名的穴位，平均分布在两侧完骨穴的连线上。项针主要针对中风后出现言语、构音障碍，以及吞咽障碍的患者，对偏瘫患者肢体功能以及日常生活活动能力的改善也有帮助。

（3）舌下针。顾名思义，就是在舌底进行针刺的一种疗法。这种针刺法早在《黄帝内经》里面就有记载，在古代也是急救的常用方法之一。

操作舌下针时，医生用压舌板翻起病人舌头，使舌头底面暴露出来，然后用长针在舌底部进行点刺。当前临床主要用来治疗中风后的言语障碍。

（4）腹针。是在腹部选穴针刺的一种针刺法，有着完整的理论体系以及独特的疗效，在中风患者治疗中应用广泛。

腹针的取穴理论有 3 部分，包括传统经穴理论、腹部全息理论和八卦理论。其中，传统经穴理论是根据经络、穴位已知的功效进行选穴针刺，比如中脘是胃的募穴，可以治疗各种脾胃疾病。

腹部全息理论认为，以神阙为中心，可以将人的腹部全息图画成一只乌龟，将人体各个部位的疾病对应到乌龟的相应部位，就可以进行选穴针刺。

八卦理论同样以神阙为中心，将八卦图按方位分布在人的腹部，八卦分别对应着人体的各个脏腑，通过针刺相应区域内的穴位，可以治疗相应脏腑的疾病。

（5）电针。是针刺常用的配合治疗方式之一，在针灸病房和门诊都有电针的应用。在常规针刺的基础上，配合电刺激，可以增强针刺的疗效。中风病人的肢体痉挛、肌肉力量不足以及疼痛等问题，都可以使用电针治疗。

三、艾灸

艾灸是借助艾的燃烧产生火力来治疗疾病的一种方法。万物生长都离不开太阳，趋光趋热是生物的本能。古人把太阳称为"天之阳"，而把艾草称为"地之阳"，可见艾灸对生命健康的重要性。相比于针刺来说，艾灸能够温通经脉、温暖脏腑、温补阳气，"温"比"补"的作用更强，所以艾灸更适用于虚寒性的疾病或体质虚寒的患者。

1. 艾灸的优势

相比于针刺，艾灸有以下 3 点优势：

（1）操作简便，容易掌握。只要掌握要点，找准穴位，患者或家属自己就可以进行艾灸，不像针刺那样必须要由医师操作。

（2）擅长温补阳气。艾灸更适用于体质虚寒的患者，这类患者往往患有各种慢性疾病，常表现为手脚冰凉、怕冷，精神不佳等。

（3）更适于养生保健。人体疾病大多起于阳气虚损，由于艾灸能够温补阳气，因此在养生保健中的使用更多。

2. 艾灸的具体方法

艾灸分为艾炷灸、艾条灸和温灸器灸。

（1）艾炷灸。是把艾绒用手捏成圆锥状，放在穴位上点着燃烧。如果艾炷燃烧到底，灼伤皮肤，会在艾灸的皮肤上形成一个疤痕，这叫作瘢痕灸。瘢痕灸虽然效果好，但是十分痛苦，所以现在很少使用。

（2）艾条灸。是将艾绒用纸卷成条状，手持艾条的一端，点燃另一端后对穴位施灸的方法。艾条灸是简单而又十分有效的一种灸法，操作时，艾条点燃的一端离皮肤 5～10 厘米，以患者感觉局部皮肤温热而不灼烫为度。如果患者的皮肤不敏感，施灸者可以用自己的食指和中指放在患者施灸穴位的两边感受温度，避免烫伤。一般一个穴位灸 15～20 分钟，灸到局部皮肤潮红为佳。

（3）温灸器灸。温灸器有多种样式，可以固定在人体的各个部位，方便对全身各处的穴位施灸。常用的温灸器如灸盒、随身灸、灸棒、百笑灸等，操作都很简便。

3. 施灸的顺序

艾灸时要注意取穴的顺序。一般讲，艾灸选穴要"先阳后阴"，这里的阴阳是一对相对概念，具体来说有以下 4 个方面：

（1）先上后下：上为阳，下为阴，通常先灸头面部等在上部的穴位，后灸躯干、手足等在下部的穴位。

（2）先背后腹：背为阳，腹为阴，所以艾灸时先灸背部的穴位，后灸腹部的穴位。

（3）先左后右：左为阳，右为阴，艾灸时一般先灸左边的穴位，后灸右边的穴位。

（4）先躯干后四肢：对躯干部穴位艾灸过后，局部的火气有时会过盛，这时候就需要灸四肢部的穴位，把多余的火气引导出来。比如常常把足三里作为艾灸的最后一个穴位，起到"引火下行"的作用。

4. 艾灸起水泡的处理

艾灸起水泡不一定是烫伤。如果在规范操作后出现水泡，可能是身体在排除体内的邪气。小的水泡一般不需要处理，待其自行吸收即可；大的水泡可以刺破皮肤把水放出，局部涂上烫伤膏，防止伤口感染。

5. 艾灸防治中风的作用及常规方法

（1）预防中风。人体有几个重要的穴位，如中脘、气海、关元、足三里、三阴交、悬钟、肺俞、脾俞、肾俞、命门等，经常施灸可以扶助正气，维持气血、阴阳平衡，增强脏腑功能，预防中风的发生。常灸这些穴位，还可以调理体质，增强免疫力，改善亚健康状态。可以在医生的指导下，选择其中的 2～3 个穴位坚持艾灸。

（2）偏瘫的灸法。偏瘫是由于半身经络不通导致肢体失养，所以可以用艾灸的方式来温通经脉，改善症状。临床常用的穴位包括上肢部的肩髃、曲池、外关，腹部的中脘、神阙、气海、关元，下肢部的足三里、丰隆等。

（3）神阙灸。神阙就是肚脐，是个非常特殊而又神奇的穴位。说它特殊，是因为它是胎儿出生前与母体相连的部位，胎儿生长所需的营养全靠脐带输送，就好比花和果实的蒂，所以神阙也被称作生命之根蒂；说它神奇，是因为它的作用非常大。

在古代，中风发病时如果表现为大汗淋漓、手足冰凉、意识丧失、肢体瘫软等，大夫就会为患者灸神阙进行急救。上述表现用中医的术语说叫作元气虚脱，而神阙灸具有固本培元、回阳救脱的作用。

神阙灸的操作也比较特殊，因为这个地方是凹陷下去的，所以要用盐把脐窝填平，然后在上面垫上姜片，再在姜片上放上艾炷施灸。一般 1 次灸 5～7 壮就可以。如果隔盐灸太麻烦，也可以用艾条灸，一次灸大约 20 分钟。

四、推拿

中风偏瘫的患者经常会出现关节僵硬、活动受限的问题，此时不论是患者自己主动运动，还是在别人帮助下被动活动，关节活动度都无法达到最大范围。中风患者还经常会出现肢体疼痛，常见的有肩痛以及肩－手综合征等，还有肌肉痉挛、萎缩等问题。推拿对维持、增加偏瘫病人关节活动范围，缓解疼痛、痉挛，预防肌肉萎缩有很好的治疗效果。

推拿手法种类丰富，常用于偏瘫病人的手法包括揉、拿、擦、点穴等，配合上下肢各关节的被动屈伸。

1. 揉法

是以指、掌、掌根、小鱼际、四指近侧指间关节背侧突起、前臂尺侧肌群肌腹或肘尖为着力点，在治疗部位带动受术皮肤一起做轻柔缓和的回旋动作，使皮下组织层之间产生内摩擦的手法。揉法可以缓解肌肉痉挛，消除疲劳，也可以缓解损伤部位的疼痛。

2. 拿法

是指用拇指和食、中指，或用拇指和其余四指的指腹，相对用力紧捏一定部位的手法。具有疏筋通络，解表发汗，镇静止痛，开窍提神的作用。

拿法操作时肩臂要放松，腕要灵活，以腕关节和掌指关节活动为主，以指峰和指面为着力点。动作要缓和，有连贯性，不能断断续续。拿取的部位要准，指端要相对用力提拿，带有揉捏动作，用力由轻到重，再由重到轻，不可突然用力。

3. 擦法

是指用手掌尺侧面的背部及掌指关节背侧突起处，在操作部位做来回翻掌、旋转动作的手法。具有舒筋活血，解痉止痛，松解粘连，滑利关节的作用。

4. 点穴法

是指以手指着力于某一穴位，运用手指点压、叩击穴位等以指代针的手法来治病。

推拿治疗中风的手法丰富多样，在施治过程中要因人而异，适当调整手法，使轻重得当，刚柔相济，以达到调和气血、舒筋活络的目的。

五、导引

导引术即传统气功，需要病人在完成功法动作的过程中调整呼吸和神志，达到形、气、神并调的目的。目前适合大众练习的导引术包括24式太极拳、五禽戏、六字诀、八段锦、易筋经等。

导引术可以在无病时起到预防的作用，其呼吸吐纳、躯体运动的技巧在中风后的康复中也有应用。

1. 太极拳

24式简化太极拳是国家体委（现为国家体育总局）1956年组织太极拳专家汲取杨氏太极拳之精华编串而成的，尽管只有24个动作，但相比传统的太极拳套路来讲，其内容更显精练，动作更显规范，也能充分体现太极拳的运动特点。24式简化太极拳练习时，讲究心静体松、圆活连贯、虚实分明、呼吸自然。

2. 五禽戏

是三国时期华佗所创，通过模仿虎、鹿、熊、猿、鸟5种动物的动作体态进行锻炼。

国家体育总局健身气功管理中心成立后，委托上海体育学院迅速展开对五禽戏的挖掘、整理与研究。"健身气功·五禽戏"按照《三国志》虎、鹿、熊、猿、鸟的顺序、陶弘景《养性延命录》的描述进行编排，每戏2式，共10个动作，分别仿效虎之威猛、鹿之安舒、熊之沉稳、猿之灵巧、鸟之轻捷，力求蕴涵五禽的神韵。

3. 六字诀

是我国古代流传下来的一种养生方法，其核心为吐纳法。能够通过呼吸导引，充分诱发和调动脏腑的潜在能力来抵抗疾病的侵袭，强化人体内部的组织机能，防止人随着年龄的增长而过早衰老。

六字诀锻炼时，通过嘘、呵、呼、呬、吹、嘻6个字的不同发音口型，唇齿喉舌的不同用力，以牵动不同的脏腑经络气血气脉运行，进而达到柔筋健骨、强壮脏腑、调节心理等强身健体、养生康复的目的。

六字诀因历代流传，版本较多。2003年国家体育总局把重新编排后的六字诀等健身法作为"健身气功"的内容向全国推广，其发音标注为 xū、hē、hū、sī、chuī、xī。

4. 八段锦

是我国古代流传最广的一套医疗体操。全套动作共分为 8 段，因其动作优美、编排精练，如同锦缎一样优美，所以叫作八段锦。

八段锦的 8 个动作，可以用以下口诀来记忆：

两手托天理三焦，左右开弓似射雕。

调理脾胃须单举，五劳七伤往后瞧。

摇头摆尾去心火，双手攀足固肾腰。

攒拳怒目增气力，背后七颠百病消。

八段锦简单易学，养生强身的功效也很明显，因而很受大众欢迎。

5. 易筋经

是一种内外兼练的医疗保健养生功法，相传为梁武帝时代达摩所创，但实际上属于道家功夫。经常练习易筋经，可以收到防治疾病、延年益寿的效果。

六、中药外敷

中药外敷是将特定的中药打成粉末，调成稀糊状，或将中药煎成汁，外敷在肢体上治疗疾病的一种方法。

常用中药包括祛风通络、活血化瘀、散寒止痛的药物。针对不同的症状，可以配制不同的处方。中药外敷对中风患者出现肢体痉挛、疼痛、肩－手综合征等有较好的疗效，也可以配合针刺、艾灸、推拿、康复锻炼等综合治疗。

第八节　中风患者康复治疗技术

一、物理治疗

物理治疗是康复治疗的主体，使用包括声、光、冷、热、电、力（运动和压力）等物理因子，针对人体局部或全身性的功能障碍或病变，采用非侵入性、非药物性的治疗来恢复身体原有的生理功能。物理治疗是现代与传统医学中非常重要的一分子，可以分为2大类，一类是以功能训练和手法治疗为主要手段，又称为运动治疗或运动疗法；另一类是以各种物理因子（声、光、冷、热、电、磁、水等）为主要手段，又称为理疗。常用的治疗技术如下：

1. 运动治疗

运动治疗在恢复、重建功能中起着极其重要的作用，逐渐成为物理治疗的主体。包括关节活动技术、关节松动技术、肌肉牵伸技术、改善肌力与肌耐力技术、平衡与协调训练技术、步行训练、牵引技术、神经生理治疗技术、增强心肺功能技术等。

2. 物理因子治疗

物理因子治疗应用天然或人工物理因子的物理能，通过神经、体液、内分泌等生理调节机制作用于人体，以达到预防和治疗疾病的目的。常用方法包括：声疗（治疗性超声波，频率为45千赫到3兆赫）、光疗（红外线光疗、紫外线光疗等）、水疗（对比浴、旋涡浴、水疗运动等）、电疗（直流电疗、低频电疗、中频电疗、高频电疗或透热疗法）、冷疗（冰敷、冰按摩等）、热疗（热敷、蜡疗、透热疗法等）、压力疗法等。

3. 手法治疗

手法治疗包括西方关节松动技术和传统手法治疗（或称按摩、

推拿)。

中风的物理治疗技术如下:

(1)神经促进技术。

(2)运动再学习技术。

(3)基于实用功能的训练。

(4)强制性运动疗法。

(5)减重步行训练。

(6)机器人训练技术。

(7)生物反馈技术。

(8)电刺激、磁刺激。

(9)冷疗、热疗。

二、作业治疗

1. 作业治疗的基本观念

(1)有目的性的活动可以影响人的健康。

(2)人与其生存的环境密切相关,治疗时要考虑其生理、心理、社会等方面的因素。

(3)在作业治疗过程中非常重视人际间的关系。

(4)作业治疗源于医学,它必须与医学专业人员及其他健康照料者协同工作。

2. 作业治疗的定义

应用与日常生活和工作有关的各种作业活动或工艺过程,指导患者有目的、有选择地进行某项生活、工作、娱乐活动,以进一步改善和恢复其身体、心理和社会方面功能的治疗方法。

3. 作业疗法的目的

(1)帮助患者发挥自身潜能,尽快恢复患者躯体、心理和社会等方面的功能,以增强健康,预防残疾的发生和发展,同时减少劳动力丧失的风险。

(2)作业治疗不仅是训练功能的继续,还是患者获得新生活所必需的训练过程，通过作业治疗，可以使患者达到最大限度的生活自理能力，从而恢复其正常生活和工作。

（3）人们习惯性地把作业治疗看成一座桥梁，把患者个人和他的家庭、环境、社会连接起来，通过作业治疗，可以使患者更好地融入社会，提高其生存质量。

4. 作业治疗的重点

（1）手的灵活性、眼手的协调性。

（2）动作的控制能力和耐力。

（3）日常生活能力。

（4）工作技能。

5. 作业治疗的手段

（1）生物力学措施：应用动力学和运动学的原理作用于人体的一系列作业治疗措施，用以进一步治疗骨关节、肌肉功能障碍的患者。常用于治疗下运动神经元损伤、骨关节疾患而中枢神经功能正常的患者。可以用黏土、陶土或橡皮泥揉成面团或塑形，用尼龙绳或毛线结织，用简便织布机织成不同图案等方法进行治疗。

（2）感觉、神经刺激：中枢神经损伤后，患者常出现高肌张力、动作不协调、肌肉僵直，或出现肌肉低张和肌肉活动过少的现象。可以结合神经促进技术，利用积木、橡皮泥、各种套环、立柱等进行治疗。

（3）致能措施：恢复原先丧失的能力或获得新技能。根据患者体力、心理、社交、职业和经济情况，尽可能利用其残留功能，恢复正常生活和工作。可以通过生活自理能力训练，辅助具训练，家务劳动和照顾儿童能力训练，工作简化和能量节约技术训练，业余活动训练，社交和工作能力训练等进行治疗。

（4）综合措施：即综合采用生物力学、感觉、运动刺激和多种获得技能的措施，以最大限度地加速其最终技能和能力的获得。

6. 作业治疗的 3 项任务

在每天的日常生活中，主要的活动分为 3 个方面，即生活自理、工作、娱乐。

7. 作业治疗的注意事项

（1）作业内容的选择：必须根据患者的特点，选择对躯体、心理和社会功能起到一定治疗作用的方法，必须具有鲜明的目的性。

（2）作业治疗是从临床、康复治疗向职业劳动过渡，因此所选择的各种作业活动应具有现实性，不宜过多地超越客观条件。

（3）强调作业治疗中采用集体治疗的形式，以增加患者与周围群众的接触，有助于其参加更多的社会活动。

（4）在一定范围内允许患者自己挑选某一作业治疗方法，以提高其兴趣性，促其更积极地自觉参加。但也不应该无原则迁就，任其随意更换作业治疗内容。

（5）作业治疗应遵守循序渐进的原则，根据实际情况，对作业时间、强度、间歇次数等进行灵活调整，以不产生疲劳为原则。

（6）对作业治疗成果要给予充分肯定，特别是对具有实用性的产品，还应根据劳作情况，给予一定的经济补助或奖励。

（7）必须写好作业治疗的一切记录，包括医嘱、处方、患者完成能力的进展和反应及产品情况等。在处方中还应注明和其他康复治疗方法的配合等。

8. 作业治疗的主要内容

包括对患者的生活环境及作业活动能力进行评测，利用作业治疗技术对患者进行治疗。

9. 评测

（1）生活环境：居住楼层、面积，厨房、厕所、浴室的特点，家庭人口，建筑障碍等。

（2）作业活动能力：日常生活活动能力（人为生存每天必须进行反复的、最基本的、具有共同性的活动——运动、自理、交流、家务活动4个方面），躯体的运动能力（关节活动范围、肌力、耐力、动作协调性、坐站平衡），感认知能力（视、听、本体、运动觉、注意力、记忆力、判断力、解决问题能力）。

10. 日常生活训练（ADL）

患者为达到生活自理而必须进行的一系列最基本的动作。通常指床上活动（如翻身、坐起、移动、上下床等）、更衣（如穿脱内外衣服、鞋袜等）、饮食（如端碗、持杯、用筷或刀叉汤匙、抓拿或切割食品等）、转移（如床和轮椅间的转移、站立、室内外步行、跨门槛、上下阶梯使用等）、个人卫生（包括漱洗、梳头、剪指甲、洗澡、如厕等）。

11. 家务活动训练

烹调配餐（如配备蔬菜，切割鱼、肉，敲蛋，煮饭和洗涤碗盆锅碟等）、清洁卫生（使用扫帚、拖把，擦抹门窗，整理物件，搬移物件等）、使用家用电器，洗熨衣服，上街购物，养育子女，管理家庭经济和必要的社交活动等，居住环境和家用器具设备改装及增添，如固定在墙上或橱柜上的开瓶器、持刀器、钉板（切割马铃薯时可将薯固定在钉上）等。

三、语言治疗

苏格拉底曾骄傲地说："世间有一种成就，可以使人很快完成并且获得世人的认识，那就是讲话令人喜悦的能力。"

乔治六世在登基前畏惧公开演讲，他聘请莱纳尔·罗格担任其语言治疗师，通过绕口令、喉部发音练习、放松疗法等，最后在圣诞演讲过程中并未发生口吃现象。

语言是人与人之间进行交流的工具，是人类社会生活中约定俗成的符号系统，具有理解和表达2个方面，由听、说、读、写4种功能构成基本交流方式。

言语偏重指口语，是口语交流的机械部分，音声语言形成的机械过程。

1. 语言过程及障碍

1）计划阶段

（1）构造：建立思想，确定语义内容，常见于智力障碍。

（2）转化思想转变成言语信息。句法规则：选择合适词汇、音位规则。语言障碍：失语症。

2）执行阶段

（1）发出动作指令，常见于言语失用，语言障碍，失语症。

（2）言语发生器官执行动作指令，常见于构音障碍。

2. 失语症的诊断

失语的早期诊断尤其重要。除了脑卒中早期诊断的常规检查如脑部影像学外，还需要进行其他的一些特殊检测，如：

（1）了解患者发病前言语功能水平。

（2）探索患者言语功能的强项与弱项。

（3）运动性语言能力评估（寻找失用或构音障碍的证据）。

（4）其他认知功能的评估（如记忆、注意力、执行功能）。

（5）筛查抑郁。

3. 失语症的症状

1）口语表达障碍

（1）发音障碍：错误多变，多由于言语失用所致重症时仅可发声，中度时随意说话和有意表达分离，即刻表达不如顺便说出，模仿语言发音不如自发语言。

（2）说话费力。

（3）错语：常见的有 3 种错语，即语音错语、词意错语和新词。语音错语是音素之间的置换，如将"香蕉"说成"香猫"；词意错语是词与词之间的置换，如将"桌子"说成"椅子"；新词则是用无意义的词或新创造的词代替说不出的词，如将"铅笔"说成"磨小"。

（4）杂乱语：混有新词，缺乏实质词。

（5）找词困难和命名困难：说话停顿，重复结尾词、介词，迂回现象。

（6）刻板语言："嗒嗒""人啊，人啊"。

（7）言语的持续现象：如医生问"你多大了？"患者答"56

岁"，又问他职业，仍答"56 岁"，直到反复多次后才回答职业。

（8）模仿语言：强制性地复述检查者的话，称为模仿语言。如检查者询问患者"你多大岁数了"，患者重复"你多大岁数了"。多数有模仿语言患者还有语言的补完现象，如检查者说"1，2"，患者可接下去数数；检查者说"锄禾日当午"，患者接下去说"汗滴禾下土"。有时补完现象只是自动反应，实际患者并不一定了解内容。

（9）语法障碍：①失语法或电报式语言："你，喝。"②语法错乱，用词关系紊乱。

（10）言语非流畅。

（11）复述障碍。

2）听理解障碍

（1）语义理解障碍：失语症最多见，能辨认语音，但不明词意。

（2）语音辨识障碍：对听到的声音不能辨识，给人一种听不到的感觉。典型情况为纯词聋。

3）阅读障碍

失读症，包括文字的朗读和文字的理解。

（1）形音义失读：不能朗读文字，不理解文字的意义。

（2）形音失读：不能朗读文字，但能理解文字的意义。

（3）形义失读：能朗读文字，但不能理解文字的意义。

4）书写障碍

（1）书写不能：完全性书写障碍，构不成字。

（2）构字障碍：有笔画增减。

（3）镜像书写：右侧偏瘫用左手写字，即笔画正确，方向相反。

（4）书写过多。

（5）惰性书写：不停写前面的字词。

（6）象形书写：以图表示。

（7）错误语法。

4. 失语症的治疗

1）言语障碍的治疗原则

（1）治疗前要全面评估患者，使治疗有针对性，尤其是对有发声、构音、言语、流畅度、听觉异常的患者。

（2）对有听、说、读、写等口语和书面语同时受累者，治疗的重点首先为口语训练。

（3）对合并有行为、情绪等障碍的患者，应同时进行心理治疗。

（4）尽可能早地开始训练。

（5）选择适当的言语训练环境。

（6）多种途径进行言语刺激，反复强化训练。

（7）根据患者的日常生活和工作有区别地选择训练内容。

（8）选择强化正确反应以坚定患者信心。

（9）对患者进行个别训练和自我训练指导的同时，对家属进行家庭训练指导。

2）言语障碍治疗方法

（1）发音器官练习：适用于有构音障碍和失语症者，主要进行舌、唇、腭、声带的运动练习，使发音器官运动准确，灵活协调。例如有伸舌、缩舌、卷舌、舌尖抵硬腭、舌尖接触牙齿、舌向两侧摆动和环转唇开、合（闭）口和圆唇（吹口哨状）等，还有上下齿相碰、咬下唇、鼓胀两颊（鼓腮）、清喉咙、凉嗽、舌抵硬腭滴答作响。

（2）构音部分练习：适用于构音障碍者。有针对性地教会其正确构音部位，矫正错误的构音部位。例如：发舌齿音（d、t）时，言语治疗师可用棉签、压舌板指点患者把舌尖接触在上颌前牙的后面（舌面），气流冲出而发音。让患者面对镜子，模仿正确构音部位发音。

（3）单音刺激：对发言有困难的单音，言语治疗师正确地重复说出该单音，让患者听清并看清其构音方法，模仿发音。练习时，先易后难，循序渐进，包括用音素分解和拼音法进行练习。

（4）物名发音练习：适用于忘名症者。出示实物或图片，令患者注视，并模仿言语治疗师说出的该物名称，反复练习，直至正确为止。

（5）读字练习：出示简繁不一的文字单词卡片，引导患者读出该字词的音。

四、心理治疗

1. 心理康复的目的

（1）向患者提供心理支持，帮助患者正确面对现实，改善其不良情绪，积极配合治疗。

（2）预防和治疗卒中后抑郁、焦虑等心理障碍，改善其不良思维方式和异常行为。

（3）重塑健康人格，提高患者进行早期自我肢体康复的主动性，预防卒中复发。

（4）对患者家属的心理干预，强调家属的心理支持，创造患者与家属的良性心理互动环境，提高患者康复水平。

2. 治疗方法

1）患者中心疗法

建立互信的环境和气氛，治疗师对患者无条件地积极关注；鼓励患者主动倾诉，适时恰当的情感反应能促进患者情感表达；帮助患者在社会生活实践中主动参与、不断学习，在向前的运动中完善自我。

2）行为疗法

行为疗法一般指行为治疗，行为治疗也叫行为矫正，强调人的行为获得是在社会生活中，面对各种环境和社会因素进行学习的过程。学习的原则是行为治疗的核心，是获得和改善行为的主要途径。行为疗法技术实际上是一些获得、消除和改善行为的学习程序。

常见行为疗法相关技术：

（1）放松疗法。放松疗法的核心是通过各种固定的训练程序，帮助患者学习有意识地控制或调节自身的心理生理活动，以达到降低机体唤醒水平、全身放松，调节那些因紧张刺激而紊乱了的功能。典型的放松方法为渐进放松法，具体的做法是让患者靠在舒适的沙发椅子上，双臂放于扶手，处于舒适的随意状态。首先让患者握紧拳头，然后放松，如此反复进行训练，反复几次，然后放松，咬紧牙关，再放松，反复多次。

放松训练从前臂开始，依次放松面部、颈部直至下肢。每次加练20～30次，每日1次。适用于有焦虑、紧张、恐惧情绪的患者。

（2）系统脱敏疗法：系统脱敏疗法的基本原则为交互抑制。患者在松弛状态下，面前暴露或实施这一引起微弱焦虑的刺激行为多次后，此刺激逐渐失去了引起焦虑的作用。当他能够忍受较弱的刺激以后，再逐渐增加刺激的强度，直到最强的刺激也不能引发患者焦虑为止。

（3）自信心及社会技巧训练：自信心训练是使患者学会在社会环境中恰当地与人交往，正确表达自己的观点和内心的情感体验。社会技巧训练是应用学习原理进行社会技能方面的系统训练，不仅可以帮助患者恢复自信心，还能改善患者在现实中存在的一些问题。

3）认知疗法

（1）在建立良好医患关系的基础上，通过与患者交谈，找出患者出现不良情绪和不适当行为的认知基础和错误逻辑。

（2）建立患者病态的认知模型。如卒中病人讲自己在焦虑时最担心瘫痪、做不了事，给家庭造成负担，心慌意乱。

（3）通过特定问题的提出和质疑，引导患者改变思维方式，让患者认识哪些是不合适的想法，追究其错误认知的根源。

（4）鼓励患者追溯产生不良情绪和行为的深层次根源，鼓励患者应用真实性检验，验证负性想法被替代的结果。

4）支持心理治疗

倾听：治疗师认真倾听患者的诉说，有助于患者树立战胜疾病的勇气和信心。

解释：治疗师在充分了解患者的问题所在后，对问题做出透彻的分析，提出解决问题的方法和真诚的劝告，以便患者能积极配合医生治疗，争取最好的治疗效果。

指导：向患者提供正确的知识，纠正病人的观念，指导患者掌握处理问题的合适办法和必要的能力。

鼓励：让患者了解治疗者会支持、帮助他去应付各种困难，渡过难关。鼓励要与有效的治疗结合起来。

保证：治疗师根据自己的社会角色和影响力，以充分的事实为依据，向患者提出疾病治疗效果的保证，帮助患者建立信心。促进环境的改善：改变其生活环境或外在因素，特别是改善人际关系，使患者能够适应社会活动。

5）对患者家属的心理干预

（1）建立良好关系：建立和保持治疗师与患者家属的良好沟通、相互信任和合作的关系，有利于家属恢复自信，有利于康复医疗活动的顺利开展。

（2）心理支持：应用安慰、鼓励、保证、疏导、解释、说明等方法，尽可能地帮助家属面对现实，消除各种疑虑，稳定家属情绪。

第九节　中风后各种并发症处理

一、运动障碍

中风后所发生的运动障碍是指患者发生脑出血或脑梗死所导致的脑神经功能受损，表现为肌力和肌张力的异常。肌力是保持胳膊腿脚抬起动作的力量，肌张力则被看作是放松状态下保持肌肉状态的力量。运动功能异常表现为肌力的下降和肌张力的减低，或肌张力的增高。存在肌力的下降和肌张力的改变，可导致患者运动功能障碍。

治疗方法

主要采用运动疗法，运动疗法是指利用器械、徒手或患者自身力量，通过某些运动方式（主动或被动运动等），使患者获得全身或局部运动功能、感觉功能恢复的训练方法。

采用运动这一机械性的物理因子对患者进行治疗，着重进行躯干、四肢的运动、感觉、平衡等功能的训练，包括关节功能训练、肌力训练、有氧训练、平衡训练、易化训练、移乘训练、步行训练。

二、吞咽障碍

指由多种原因引起的、发生于不同部位的吞咽时咽下困难。吞咽障碍可影响摄食及营养吸收，还可导致食物误吸入气管引发吸入性肺炎，严重者可危及生命。

康复治疗

应查找引起吞咽困难的原发疾病，针对病因治疗。康复训练是改善神经性吞咽障碍的必要措施。

1. 饮食指导

1）进食体位

适用于患者的体位并不完全一致，在实际操作中应因人而异，予以调整。对卧床患者，一般取躯干呈 30 度仰卧位，头部前屈，偏瘫侧肩部以枕垫起，护士位于患者健侧，这样食物不易从口中漏出，利于食物向舌部运送，可以减少逆流和误咽。对尚能下床者，取坐直头稍前屈位，身体亦可倾向健侧 30 度，使舌骨肌的张力增高，喉上抬，食物容易进入食道；如果头部能转向瘫痪侧 80 度，此时健侧咽部扩大，便于食物进入，可防止误咽。

2）食物的选择

（1）根据患者饮食特点及吞咽障碍的程度，选择易被患者接受的食物。

（2）对昏睡、嗜睡、吞咽能力中度以下者，给予易于吞咽的流质饮食。

（3）根据患者具体情况决定在何种姿势下进食、进食的一口量有多少、选择何种吞咽方法才能更有效地防止误咽，减少残留，顺利进食。除此以外，还应该根据吞咽障碍患者的综合情况，进行合理的膳食搭配，这样才能保障其营养供给。

2. 功能恢复训练

（1）口唇舌等运动：强化肌肉力量，扩大可动性，自动运动，他动运动：用棉棒和压舌板。

（2）寒冷刺激法：诱发吞咽反射。用冷水浸湿的棉棒刺激软腭咽部引起吞咽。

（3）颈部的放松训练、构音训练及呼吸训练。

（4）体位的调节：选择能预防咽部残留物进入气道的体位，背靠座位。

（5）颈部前屈：防止误咽，易诱发吞咽反射。靠背坐位，用枕使颈部前屈。

（6）反复吞咽：除去咽部残留物。一口食物多次吞咽。

（7）轮换吞咽：不同形态的食物交替吞咽，有利于除去咽部残留物。固体食物和液体食物交替吞咽。

（8）健侧吞咽：将食物放于健侧吞咽。

（9）点头样吞咽：头后仰，随后头向前，同时做吞咽动作，有利于清除会厌谷残留食物。

（10）转头吞咽：左右转头吞咽，有利于清除两侧梨状隐窝残留食物。

（11）促进吞咽反射手法：通过吞咽肌群的感觉，诱发吞咽反射。应用门德尔松手法，用手指沿甲状软骨到下颌上下摩擦皮肤。

（12）随意性咳嗽：有意识地咳嗽，使进入气道内的食物被咳出来。

（13）物理治疗：电刺激治疗维持吞咽反射，防止失用性肌萎缩，加强吞咽肌的肌力。还有离子导入等。

（14）针灸治疗。

三、言语障碍

失语（aphasia）是指在神志清楚，意识正常，发音和构音没有障碍的情况下，大脑皮质语言功能区病变导致的言语交流能力障碍，表现为自发谈话、听理解、复述、命名、阅读和书写6个基本方面能力残缺或丧失。

失语症是指与语言功能有关的脑组织的病变，如脑卒中、脑外伤、脑肿瘤、脑部炎症等，造成患者对人类进行交际符号系统的理解和表达能力的损害，尤其是语音、词汇、语法等成分、语言结构和语言的内容与意义的理解和表达障碍，以及作为语言基础的语言认知过程的减退和功能的损害。失语症不包括由于意识障碍和普通的智力减退造成的语言症状，也不包括听觉、视觉、书写、发音等感觉和运动器官损害引起的语言、阅读和书写障碍。

治疗：

（1）要有针对性。根据患者是否存在失语症、类型、程度，确立治疗方向。

（2）综合训练，注重口语。如果听说读写口语和书写语言有多方面的受损，要进行综合训练，但治疗重点和目标应放在口语康复训练上。

（3）因人施法，循序渐进。要适合患者文化水平及兴趣，先易后难，由浅入深，由少到多，逐步增加刺激量。

（4）配合心理治疗。方式灵活多样。当治疗取得进展时，要及时鼓励患者，使之坚定信心。患者精神饱满时，可适当增加难度。

（5）家庭指导和语言环境调整。经常给患者家属进行必要的指导，使之配合治疗，效果更佳。

（6）对有某种语言障碍的患者，要区别轻重缓急，分别治疗。

四、认知障碍

认知是机体认识和获取知识的智能加工过程，涉及学习、记忆、语言、思维、精神、情感等一系列随意、心理和社会行为。认知障碍指与上述学习记忆以及思维判断有关的大脑高级智能加工过程出现异常，从而引起严重学习障碍、记忆障碍，同时伴有失语或失用或失认或失行等改变的病理过程。由于大脑的功能复杂，且认知障碍的不同类型互相关联，即某一方面的认知问题可以引起另一方面或多个方面的认知异常（例如，一个病人若有注意力和记忆方面的缺陷，就会出现解决问题的障碍），因此，认知障碍是脑疾病诊断和治疗中最困难的问题之一。

1. 临床表现

（1）感知障碍，如感觉过敏、感觉迟钝、内感不适、感觉变质、感觉剥夺、病理性错觉、幻觉、感知综合障碍。

（2）记忆障碍，如记忆过强、记忆缺损、记忆错误。

（3）思维障碍，如抽象概括过程障碍、联想过程障碍、思维逻辑障碍、妄想等。

2. 治疗

（1）对症和神经保护性治疗。对有明显精神、神经症状，如抑郁、焦虑、睡眠障碍的患者可根据病情进行对症治疗。

（2）恢复和维持神经递质的正常水平。

五、情绪障碍

卒中患者常见的抑郁表现包括：精力下降、快感缺失、自责观念、自杀意向、淡漠、缺乏主动性、焦虑、灾难性反应、情感脆弱和情绪不稳、强制性哭笑、自主神经症状、过分关注身体、不依从治疗、睡眠食欲改变等，与抑郁症的表现基本相似，但出现淡漠的概率更高。

卒中患者情感脆弱也比较常见，常表现为：外界的刺激与激发的情绪反应不成比例；情绪的稳定性差；极端情况为微小刺激下，内心情绪体验立即毫无保留地过分表现出来而难以节制。强制性哭笑是指没有外界诱因而突然的、不能自行控制或带有强制的哭笑，患者面部表情愚蠢、奇特、缺乏内心体验，可见患者面部表情淡漠，对周围事物漠不关心。但在受到情感刺激或无任何原因时，患者会一反常态，呈现时间长短不一的似哭或似笑面容，患者自己不能控制。

治疗：广义的心理干预即支持性心理治疗。针对性心理治疗包括认知行为、问题解决治疗和家庭治疗等，主题包括自我构架、功能障碍和家庭工作问题。医生应该找到患者的"痛点"进行交流，给予支持和帮助。"痛点"即患者最痛苦、最担心的问题。

六、二便障碍

所谓二便障碍，指的是排泄大便和小便的功能障碍，可能表现为大小便失禁，或者尿潴留。一些神经系统的疾病或者神经的损伤可能会导致二便障碍。凡有尿频、尿急、尿失禁、夜间尿频、遗尿症、大量残余尿、排尿后外漏、膀胱扩张等特定指标≥1个者，即可确诊。

1. 护理措施和方法

制定病人排尿时间表，避免膀胱过度充盈。提高病人膀胱容量，改善尿频、漏尿、尿失禁，制定训练膀胱功能的计划。留置导尿管者定时开放尿管，尽量延长排尿间隔，增加膀胱容量，其前提是病人意识清楚，有动机、有尿感；未置导尿管者，则根据平常尿失禁时间及先兆表现，提前给予便器。应用脱水剂时应备便盆。

（1）尿潴留者，告知排尿技巧：腹外用手协助排尿。用力宜轻，嘱患者屏住呼吸或抵住关闭的声门，以增加腹压，协助排尿。或用温水清洗外阴诱导排尿，机械温度可刺激相应的阴部神经支配区的皮肤，诱发排尿反射。也可在下腹部或足底部用湿纱布或温水浸泡、按摩足底，或以弛张振荡疗法，即用手按压耻骨上部，通过尿液机械性振荡扩张排尿。采用神经刺激疗法直接针刺脊髓神经根也有一定疗效，如第2骶孔的次髎穴，下腹正中线脐下6横指的中极穴。

（2）尿失禁者，注意观测尿失禁频率，检测皮肤湿度，记录起居情况，保持皮肤清洁干燥，防止皮肤溃烂及褥疮的发生。使用尿失禁护理用具，如尿道口连接无菌引流瓶或引流袋（保鲜膜），使用尿布、尿失禁短裤，利用废弃的塑料瓶及胶管自制移动性便器等。

2. 心理护理

心理障碍直接影响康复过程。心理护理与躯体护理应同时进行，以达到对感觉障碍患者进行整体护理的目的。做好患者家属的心理指导，因为患者生活不能自理，排尿障碍，心理负担重，这时亲人的陪伴与支持对其来说非常重要。

了解患者的社会、文化背景与性格，遵循患者的生活习惯；护士态度应和蔼，不要指责及嫌麻烦；通过各种治疗活动、对动作的适应以及语言交流等与病人的接触，促进护患合作，增加患者对护士的信赖感，从而消除应激和恐惧。

护理介入排尿障碍，时间长短不一，短则5～10天，长则2～3

年不等。制定好长期训练的计划，采用物理方法或药物疗法，训练膀胱功能，做好皮肤和导尿管的护理，循序渐进进行功能锻炼，消除排尿障碍带来的负面影响，重建患者生活自理功能，最终达到中枢神经系统功能的恢复。在此期间需要护士的指导与协助，患者及家属的重视，以及全社会的支持和理解。

七、排便障碍

指由于盆底肌协调障碍或大便困难引起的排出粪便的障碍，又可以称为出口梗阻型便秘，常由于盆底肌、肛门括约肌在排便时的活动不能协调，或感觉异常所致。治疗与护理方法有以下5点：

1. 运动疗法

鼓励患者参加力所能及的运动，如打太极拳、做体操、慢跑等；嘱患者每晚临睡前平卧于床上做腹式运动（做深腹式呼吸），每次15~30分钟；进行自我腹部按摩选择顺时针方向，由右侧向左侧按摩，持续15~30分钟。

2. 注意饮食

鼓励患者多吃富含纤维素的蔬菜，多食香蕉、梨、西瓜等水果增加大便的体积，多饮水，少饮浓茶、咖啡等刺激性强的饮料。嘱患者经常口服蜂蜜，起到润肠通便的作用。

3. 养成良好的习惯

患者应养成每天定时排便的习惯，以逐步恢复或重新建立排便反射。清晨或白天工作繁忙者，可定时在晚上（一般定时在清晨为佳）。

4. 中医治疗

（1）中药治疗法药方：厚朴15克，藿香12克，苏子12克，大黄5克。每日1剂，水煎服，1日3次。

（2）磁石疗法是中医治疗便秘的方法。就是将磁片贴于神阙穴（肚脐），激发经气，通经脉，促进气血运行，提高肠蠕动力度，清理肠道，消除排便不畅、便秘腹胀等不良现象。

（3）酵素疗法：提取水果成分，如苹果酸等，通过天然的酵性蠕动，健胃整肠，达到治疗的效果。为目前相对无副作用的食疗方法。

5. 生物反馈治疗

增加肠道的蠕动功能，有利于粪便的运转。选用金双歧快速补充肠内益生菌，恢复正常消化功能，还能及时补充被通便类保健品错排的益生菌，并从本质上解决便秘问题。

八、感觉障碍

感觉障碍指在反映刺激物个别属性的过程中出现困难和异常。常见的感觉障碍有 4 种。①感觉过敏：对外界刺激的感受能力异常增高；②感觉减退和感觉缺失：对外界刺激的感受能力下降；③感觉倒错：对外界刺激物的性质产生错误的感觉；④内感性不适：对躯体内部刺激产生异样的不适感或疼痛。有关感觉障碍的脑机制的心理学研究，肯定了人类大脑皮层中央沟后部区域的损伤与感觉障碍的发生有关。感觉障碍对人的各种心理过程会发生广泛的影响，并可由此造成知觉障碍，使运动反馈信息紊乱而致运动功能失调。在临床上，神经病和精神病都可有感觉障碍症状，前者更为多见。治疗时应找出引起感觉障碍的原发疾病，针对病因进行治疗。

九、呼吸机能减退

运动耐力是指机体持续活动的能力，取决于心肺功能和骨骼肌代谢。长期制动或缺乏运动可导致骨骼肌代谢能力降低，也可使心肺功能减退，影响运动能力。

十、心理障碍

心理障碍是指一个人由于生理、心理或社会原因导致的各种异常心理过程、异常人格特征的异常行为方式，是一个人表现为没有能力按照社会认可的适宜方式行动，以致其行为的后果对本人和社会都是不适应的。

心理康复对于帮助残疾人恢复身体功能、克服障碍，以健康的心理状态充分平等地参与社会生活具有十分重要的意义。这种意义主要体现在以下3个方面：第一，由于身体或心理原因而出现的人格变化，这种变化可能会伴随其之后的人生历程。人格变化可能导致生活危机或其他精神危机，需要心理干预才能使患者能够面对现实和未来发展。因此心理康复扮演着重要的角色。第二，残疾人的一些生理功能异常或障碍如肌肉痉挛等也可以使用心理方法加以控制。第三，残疾人由于身体损伤导致的障碍（如移动困难，活动不便或语言障碍等）会产生情绪和其他一些心理变化，这些均需要心理康复治疗。

心理治疗是心理医生运用心理学的原则与方法，治疗患者的各种心理困扰，包括情绪、认知与行为等问题，多采用认知疗法、行为疗法、心灵重塑疗法、家庭治疗等方法进行干预性治疗，以解决患者面对的心理障碍，减少焦虑、抑郁、恐慌等精神症状，改善患者的非适应社会的行为，建立良好的人际关系，促进人格的正常成长，较好地面对人生、面对生活，很好地适应社会。

十一、疼痛

疼痛是一种令人不快的感觉和情绪上的感受，伴有实质上的或潜在的组织损伤。疼痛，是与躯体感觉、情绪、认知及其他因素相关的一种主观感受，分为急性疼痛和慢性疼痛，急性疼痛又分为躯体痛、内脏和神经病理性疼痛，而慢性疼痛主要表现为三联征，即疼痛、睡眠和情绪。疼痛可以导致人体各系统功能失调，免疫力下降，还可以使人产生各种不良情绪，影响睡眠，严重影响患者的生活质量。

第十节　中风患者康复注意事项

进行积极正确的康复治疗，可明显改善大部分中风患者病症。脑卒中康复是个渐变过程，我们提倡早期康复，只要一般生命体征（体温、呼吸、脉搏和血压正常）保持平稳在 48 小时以上，经综合评估没有禁忌后，即应进行康复治疗。中风患者康复应多注意以下 6 个方面：

1. 定时服药

无论中风是初发还是复发，高血压、高血脂、糖尿病、冠心病、房颤、甲亢等都是高危因素，因此，定时口服降压、降脂、降糖等对症药物，将这些危险因素稳定在理想范围之内，这样可大大降低中风的复发率和致残程度。

2. 充分休息

中风病人要保证充分的休息，居住环境最好安静、明亮、舒适，并且通风，这样有助于患者缓解身心疲劳，恢复体力，防止中风再次发作。一定不要过度进行体力或脑力活动。

3. 戒除烟酒

吸烟与饮酒是中风再次发作的危险因素，也是重要的诱发因素。此外，中风病人饮食应该清淡，多吃新鲜蔬菜和水果，保证补充人体所需要的维生素和蛋白质；生活起居上，应该注意天气变化，衣服要宽松舒适、厚薄合适，防止感冒或者中暑。

4. 精神调节

中风偏瘫患者常伴有精神情绪的改变，如紧张、忧愁、焦虑、烦躁、易怒等。这些不好的情绪，特别容易加重病情，使中风再次发作。因此，应该在医生的指导下，培养患者乐观愉快的情绪，使患者保持良好的精神状态。对患者的某些习惯和爱好，只要其不妨碍康复，不影响心身健康，应该尽量给以保留。

5. 适当饮水

中风病人大多对口渴不敏感，因此要培养患者适当饮水的习惯，特别是在早上起床和白天进行各种运动后。适当的饮水，可以补充患者因为出汗、呼吸等排出的水分，使血液中的水分含量保持相对恒定的状态。

6. 适量运动

生命在于运动。运动可以使气血流通，增强体质，提高身体的抗病能力。但中风患者的运动锻炼并不是随意的、无限制的。如果不加以选择，可能增加患者心脑血管的负担，使病情加重，甚至导致其他不良后果。为了保证运动锻炼安全有效，使患者顺利康复，在进行康复运动锻炼时，应该注意以下 10 点：

（1）定期检测血压、血脂、血糖等指标。

（2）持之以恒。每日最少锻炼 1 次，一直坚持，否则不能巩固锻炼效果。

（3）循序渐进。逐渐提高患者的运动难度和运动量。

（4）因人而异。要按照神经系统疾病、患者的康复原则进行锻炼，根据个人的病情和身体状况选择合适的锻炼方式和活动量。

（5）劳逸结合。锻炼不能急于求成，特别是患有心血管疾病的患者更要注意。防止心脏跳动过快（每分钟不能超过 140 次）及心脏跳动紊乱，防止血压过高（不能超过 200/120 毫米汞柱）；避免屏气动作及过度用力。如果运动后出现肌肉紧张，说明运动量过大，要适当减少。

（6）注意安全，防止发生意外。

（7）加强正常肢体及躯干功能的锻炼，以代偿偏瘫肢体的功能。

（8）预防患者因长期卧床不活动，或活动量不足及各种刺激减少，导致全身或局部的生理功能衰退，出现关节挛缩、肺部感染、褥疮、深静脉血栓、便秘、肌肉萎缩、肺功能下降、直立性低血压、智力减退等一系列症候群，即废用综合征。防止肩部发僵、肢体挛缩畸形等后遗症。

（9）装配假肢、分指板或矫形器。给截肢者装配假肢，可以在一定程度上恢复患者的生活自理能力和工作能力。给某些肢体畸形、运动异常的患者装配适当的分指板或矫形器，分指板可以改善患者的手指功能，提高手的协调性和灵活性；矫形器可限制肢体运动，保持关节的稳定，矫正肢体的畸形，预防畸形的进一步发展，并减轻疼痛，辅助肢体的运动，对关节及软组织起保护作用。给行走不方便的患者配备手杖。

（10）在日常生活功能训练时，要学习使用辅助装置及简单工具。